当心，别溺水了！

乐凡 / 著　刘珈汐 / 绘

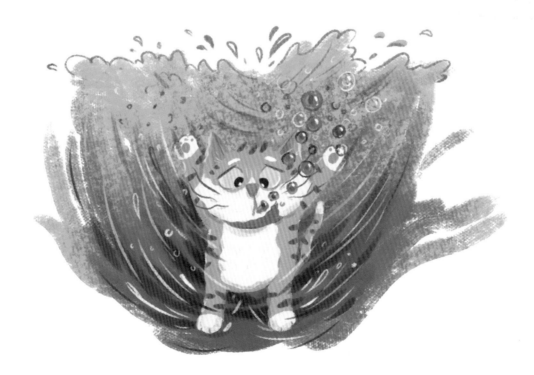

电子工业出版社

Publishing House of Electronics Industry

北京·BEIJING

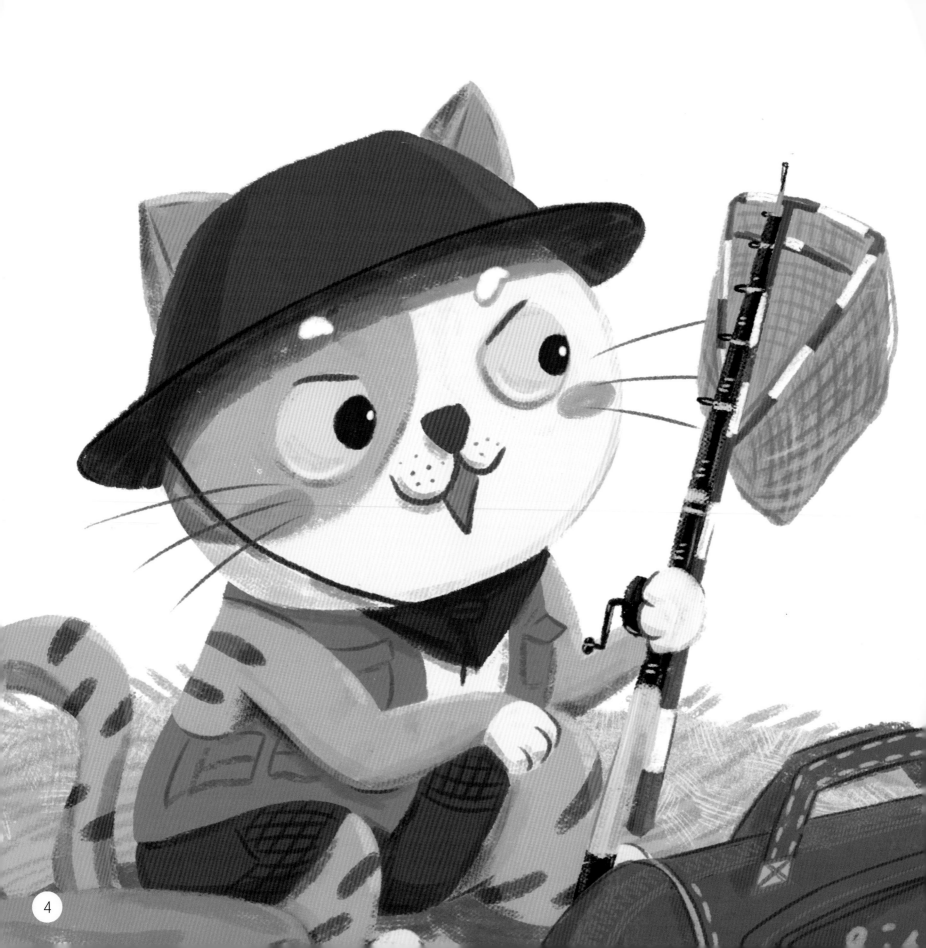

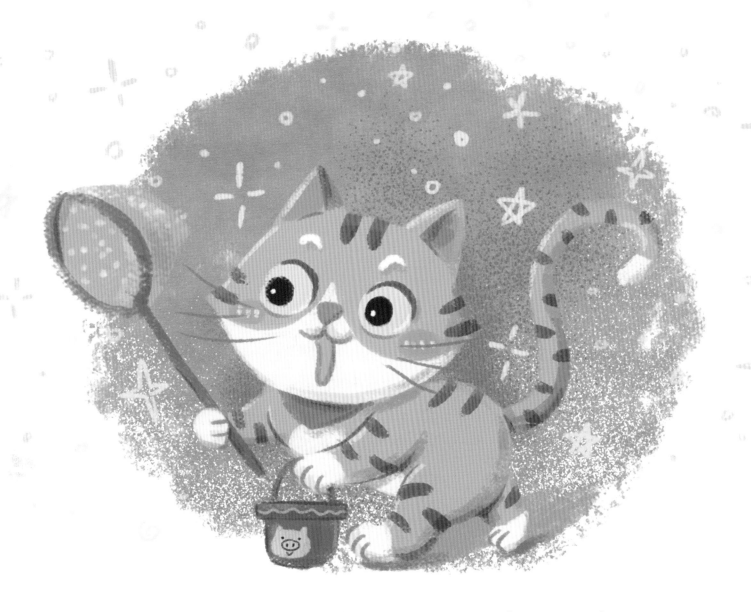

　　"儿子，今天是爸爸的带娃时间，爸爸带你去野外钓鱼！这叫钓鱼带娃两不误！"花猫爸爸一边准备钓具，一边大声喊小花猫。

　　"太好啦！我也要钓鱼！爸爸你拿钓竿，我拿渔网。"小花猫特别开心，蹦蹦跳跳地去拿小渔网。

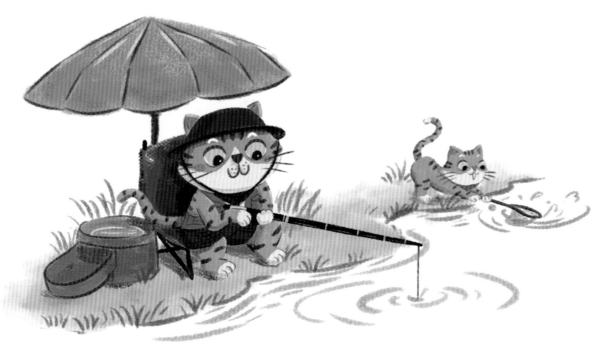

到了野外的河边，花猫爸爸自顾自地撑起了伞，坐下来钓鱼。"鱼儿呀，我要看着你们乖乖上钩！"他聚精会神地盯着钓竿的动静，完全忘记了小花猫。

小花猫拿着渔网在一边玩儿，他想比爸爸先抓到鱼，给爸爸一个惊喜。于是，他往更远处的水边走去。

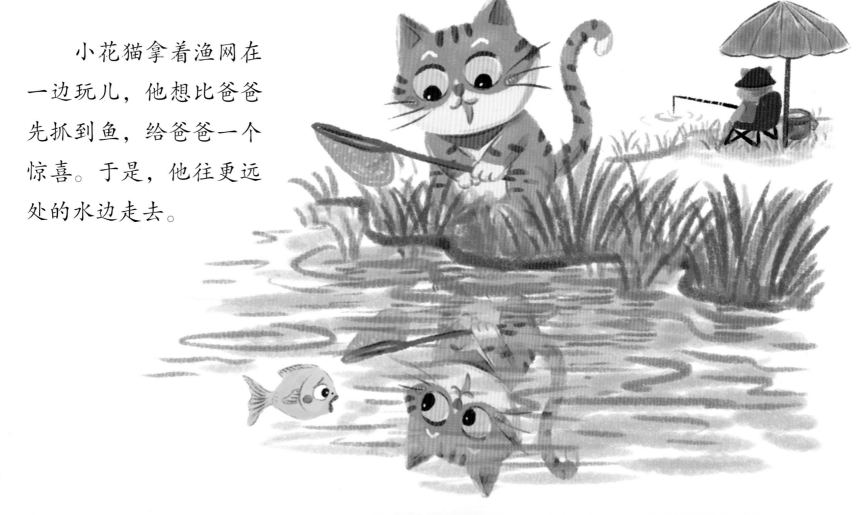

"有鱼！"小花猫看到离自己不远的水里有鱼在游动。于是他伸长胳膊，拿着渔网去够。

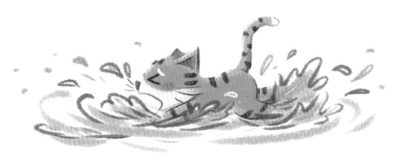

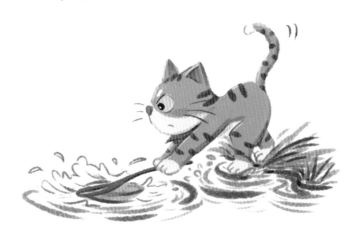

忽然他的脚下一滑，整个身体都扑倒在水中。

"啊……爸……"落入水中的小花猫挣扎着想大声呼救，可是身体却重重地往下沉，他的嘴巴根本无法发出清晰的声音……

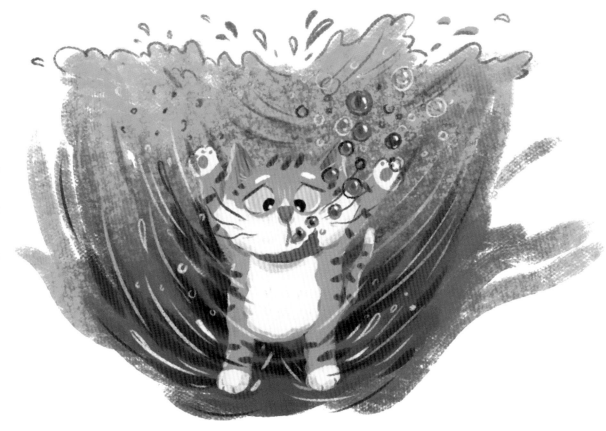

这时远处的花猫爸爸正好钓到了一条大鱼！"哈哈，今天真是走运，瞧这条大肥鱼！"

特别提示

小朋友们注意了，这些水域有危险！

1. 池塘：池塘岸边的泥土比较松软，我们容易滑倒；水底有很多淤泥，我们容易陷入泥沼而无法动弹；水底可能长有水草等植物，我们的手脚容易被缠住。

2. 水库：水库地形比较复杂，从水库的岸边到深水的地方距离较短，我们容易跌进深水区。且水库中水底的温度较低，一旦落水我们很容易出现抽筋等情况。

3. 江、河：江、河的岸边比较湿滑，岸边河床有坑洼，不注意时我们很容易滑入水中。看似平缓的水面下藏着漩涡、暗流，我们容易被卷入其中或被冲走。

4. 积水坑：积水坑看似水浅，但仅仅凭借肉眼无法判断其深浅及其底部坑洼的状况，贸然进入容易跌倒溺水。

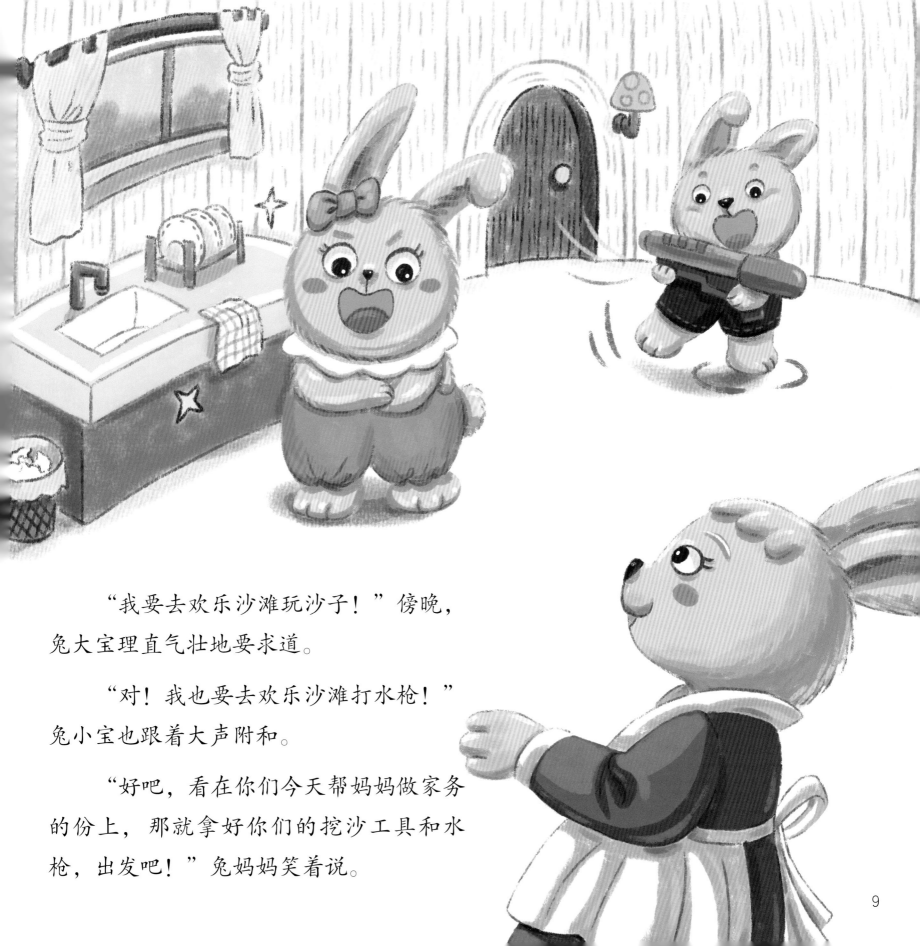

"我要去欢乐沙滩玩沙子！"傍晚，兔大宝理直气壮地要求道。

"对！我也要去欢乐沙滩打水枪！"兔小宝也跟着大声附和。

"好吧，看在你们今天帮妈妈做家务的份上，那就拿好你们的挖沙工具和水枪，出发吧！"兔妈妈笑着说。

9

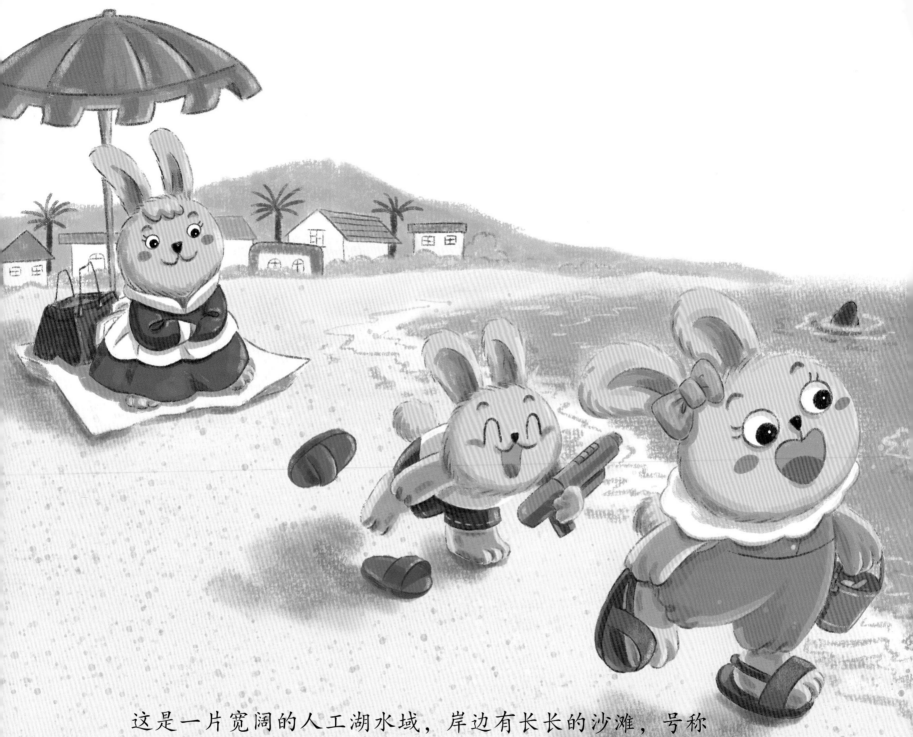

　　这是一片宽阔的人工湖水域，岸边有长长的沙滩，号称
"家附近的海滩"。兔大宝和兔小宝脱掉鞋子，兴奋地飞奔到沙滩上。
小脚掌踩着软软的细沙，好舒服呀！

　　"大宝，你看着点儿弟弟！"兔妈妈席地而坐，嘱咐着兔大宝。

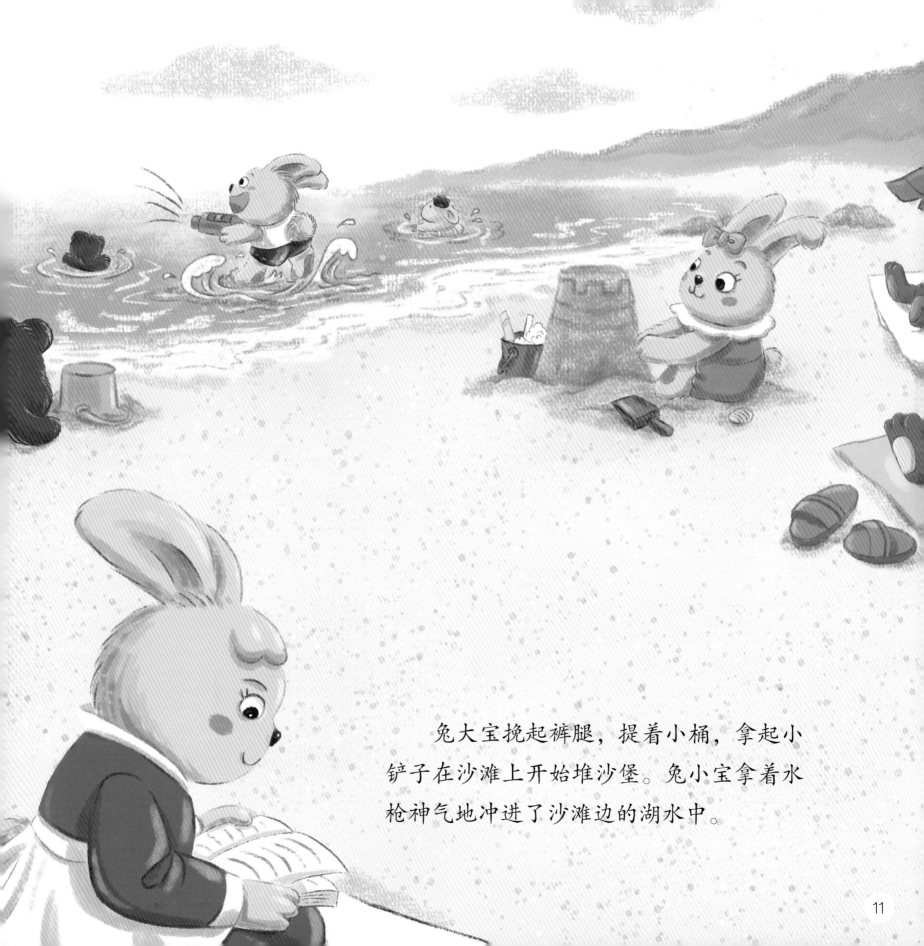

兔大宝挽起裤腿，提着小桶，拿起小铲子在沙滩上开始堆沙堡。兔小宝拿着水枪神气地冲进了沙滩边的湖水中。

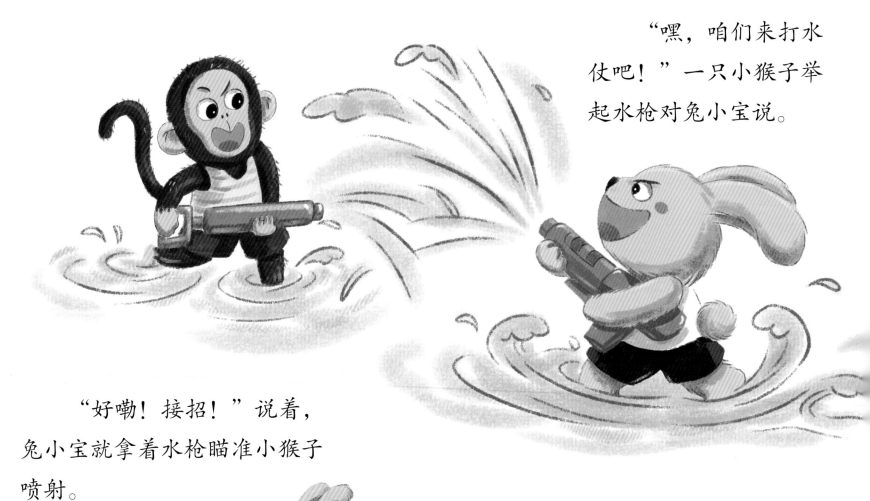

"嘿，咱们来打水仗吧！"一只小猴子举起水枪对兔小宝说。

"好嘞！接招！"说着，兔小宝就拿着水枪瞄准小猴子喷射。

"哈哈，没打到！看招！"小猴子兴奋地边跑边还击。

就这样，他们距离岸边越来越远，湖水已经没过了他们的大腿……

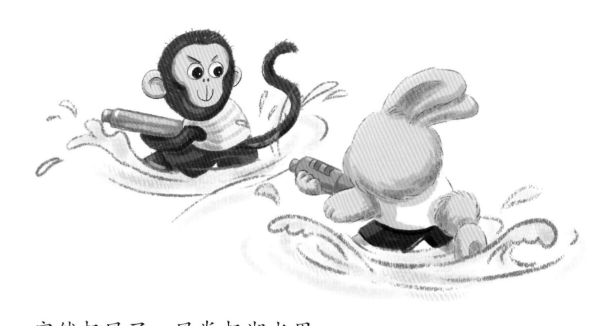

突然起风了，风卷起湖水用
力地拍打过来，兔小宝脚下不稳，
跌倒在水中。

"哈哈哈……手下败将！啊……"小猴子正得意呢，
可话还没说完，他也脚下一滑，向后倒去……

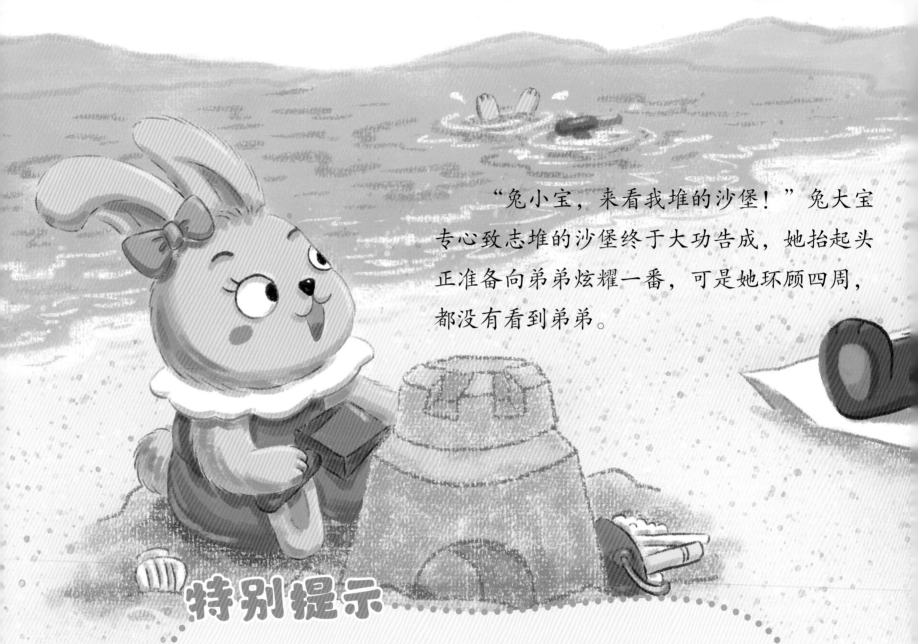

"兔小宝，来看我堆的沙堡！"兔大宝专心致志堆的沙堡终于大功告成，她抬起头正准备向弟弟炫耀一番，可是她环顾四周，都没有看到弟弟。

特别提示

防止儿童溺水，家长要加强监护！

1. 带孩子到开放水域如野外的河边、池塘边、湖边、海滩等地方游玩时，家长要做到时刻看护，不要让孩子离开自己的视线。家长不能因为玩手机、跟人闲谈、忙自己的事情等而疏忽了对孩子的看护。看护孩子时不要中途离开，如果不得不离开，确保有成人继续看护。

2. 对孩子进行防溺水的科普教育，告诉孩子在池塘、河流、水渠、水库、湖泊等水域不能游泳，不在没有家长陪伴时靠近水边。

3. 带孩子一起乘船时，家长和孩子都要穿好救生衣，并保证扣好所有的安全带。

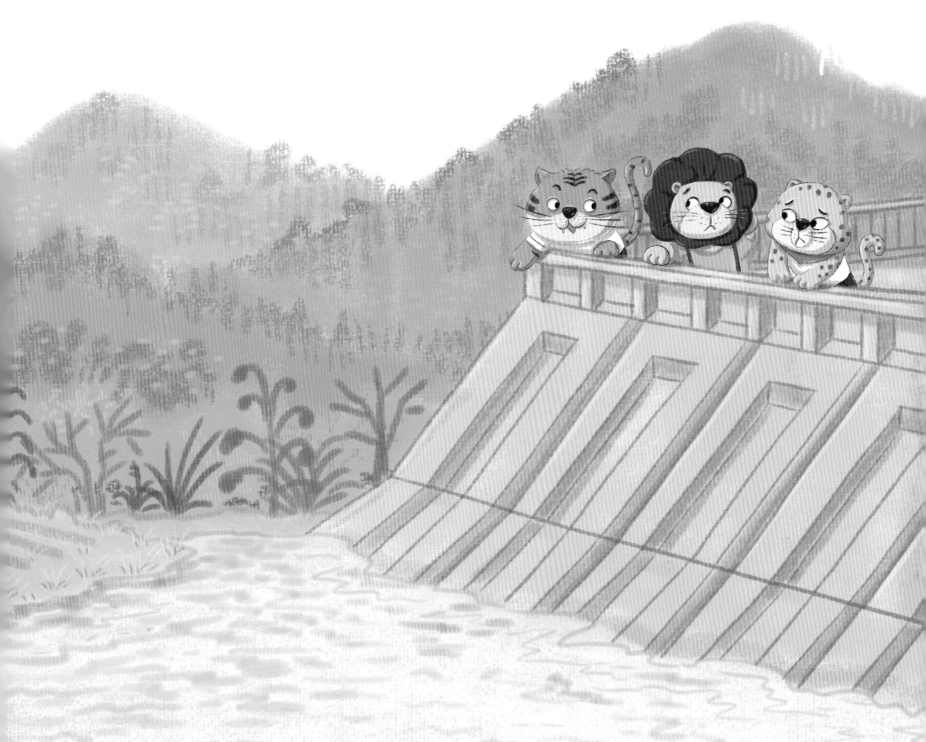

小老虎、小狮子和小豹子是最好的朋友。放暑假了，他们约着一起玩。

"天太热了，我知道有个水库，在那边上待着很凉快！"小老虎提议。

于是他们来到了水库边。

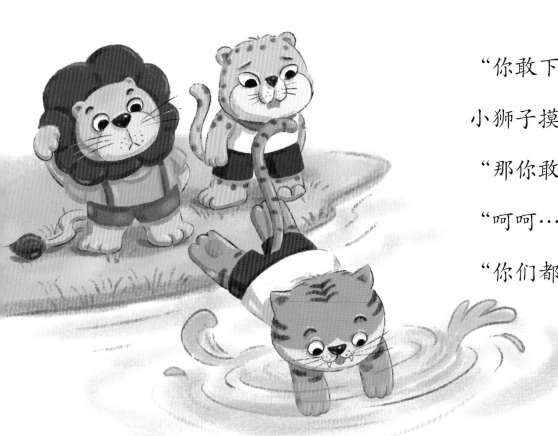

"你敢下去游泳吗？"小老虎问小狮子。

小狮子摸了摸后脑勺，摇了摇头。

"那你敢吗？"小老虎又问小豹子。

"呵呵……"小豹子也摇了摇头。

"你们都是胆小鬼，看我的！"说着小老虎就跳入了水中。

"哈哈，真凉快啊！你们赶快下来跟我一起游泳！"小老虎在水中边游边喊。

"可我还没学会游泳！"小狮子有点不好意思。

"我也还没学会……"小豹子也小声地说。

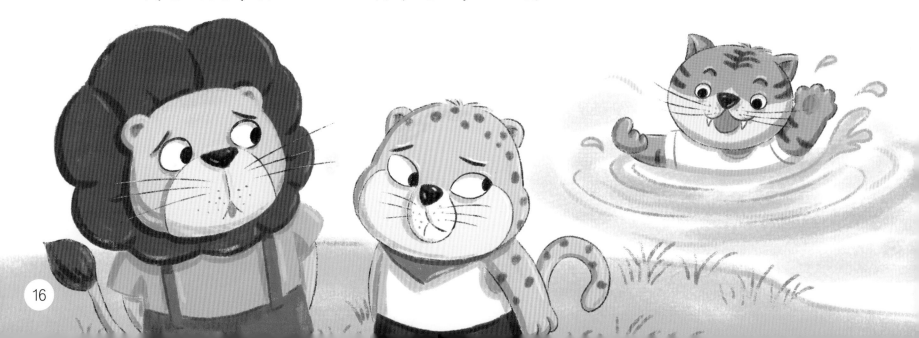

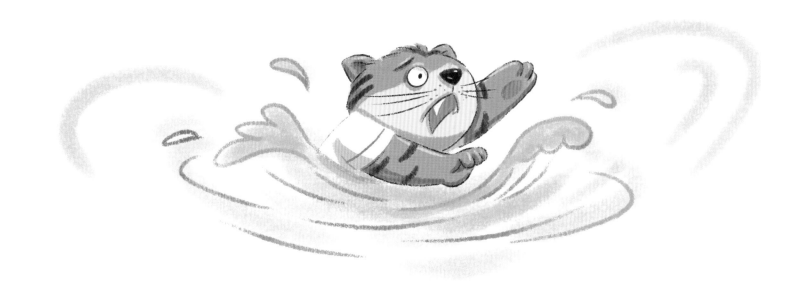

"我的脚抽筋了，啊，快救救我，快救救……"突然，他们听到小老虎惊慌的喊叫声。

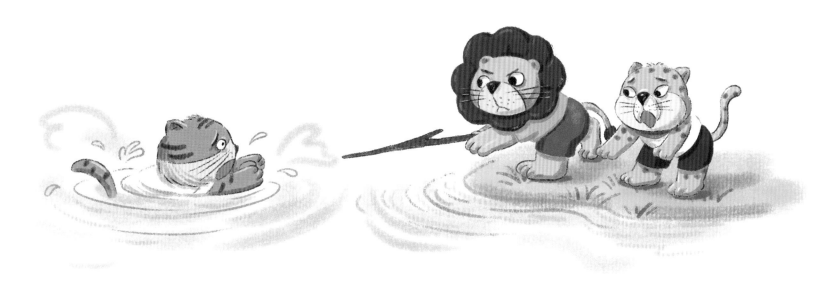

小狮子捡起了旁边地上的一根树枝，抓住一头，把另一头伸向小老虎。可小老虎离得太远，够不着树枝。

"你快拉着我，我再靠近一点儿！"小狮子对小豹子说。

小豹子拉着小狮子的
一只手，小狮子的另一只
手将树枝递向小老虎。

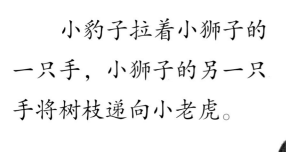

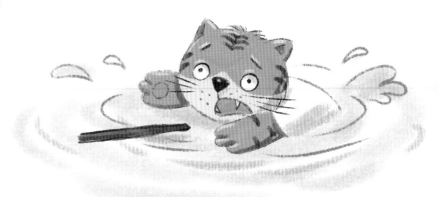

小老虎仿佛看见了救命稻草一般，挣
扎着猛地抓住了树枝。他太害怕了，所以
用尽力气死死地拽着树枝。

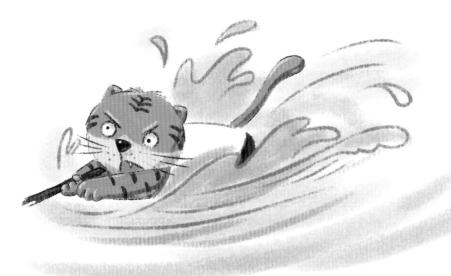

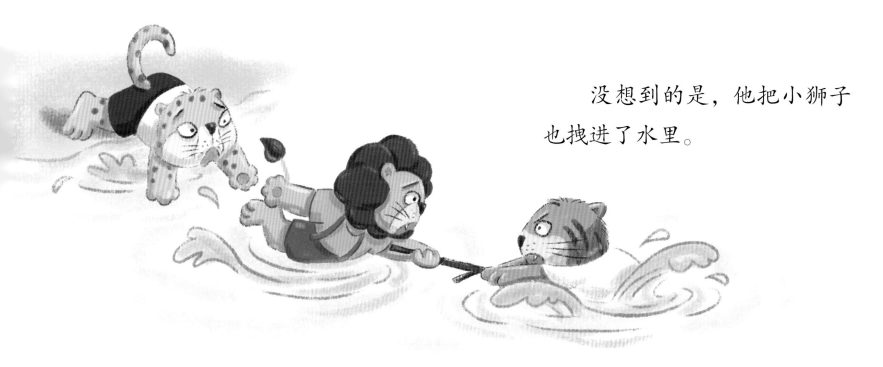

没想到的是，他把小狮子也拽进了水里。

小豹子一下子没了主意，匆忙之中他伸手去拉小狮子，又被惊慌失措的小狮子拽进了水里……

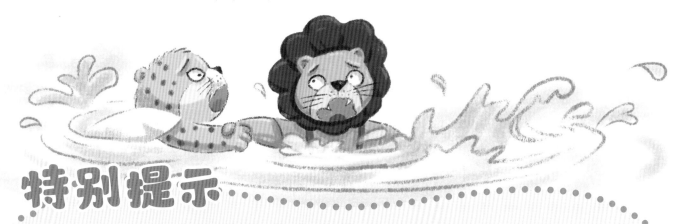

特别提示

防溺水要牢记几个"不"

1. 绝不私自在野外游泳；　　　　2. 绝不擅自与同学、朋友结伴游泳；

3. 绝不在无家长、老师或者监护人员在场的情况下游泳；

4. 绝不在无安全措施、无救援人员的水域游泳；

5. 绝不到不熟悉的水域游泳；

6. 绝不在上下学的途中下溪、河、沟、水坑、水库、池塘等危险水域游泳、游玩、嬉水。

7. 绝不盲目下水或者手拉手施救。

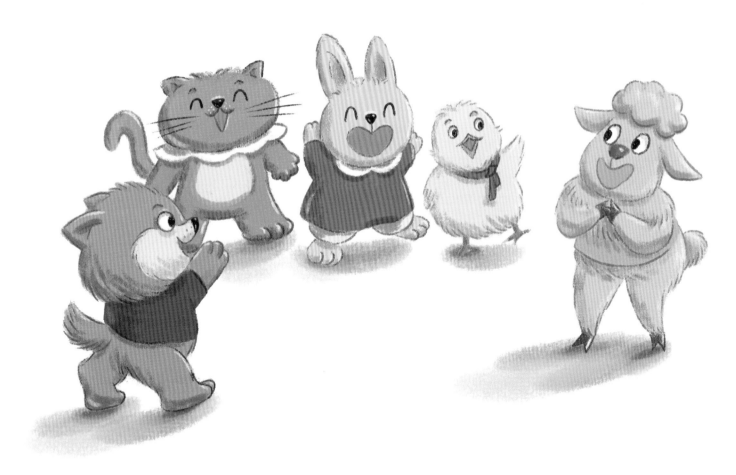

"我们来玩单腿抓人的游戏吧！"小羊和小伙伴们一起在小区的院子里面玩耍，小羊提议道。

第一局是小羊来抓小伙伴们。

"预备——开始！"小羊单腿跳着去抓小伙伴。

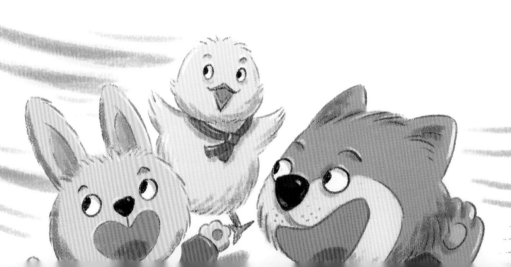

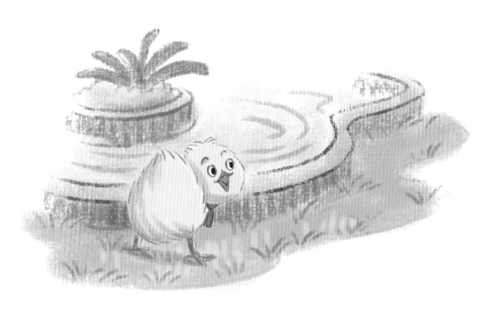

小鸡跑到院子里的景观池边，扭着屁股向小羊挑衅道："你来抓我呀！"

小羊盯着小鸡，单腿蹦跳了过去。

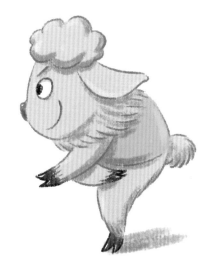

景观池外围有一圈台阶，小鸡故意蹦了上去，"看你单腿怎么在这上面抓我！"

说完，他在那一圈台阶上跑了起来。

小羊也爬上了台阶，然后单腿快速向前蹦着，想要抓住小鸡。

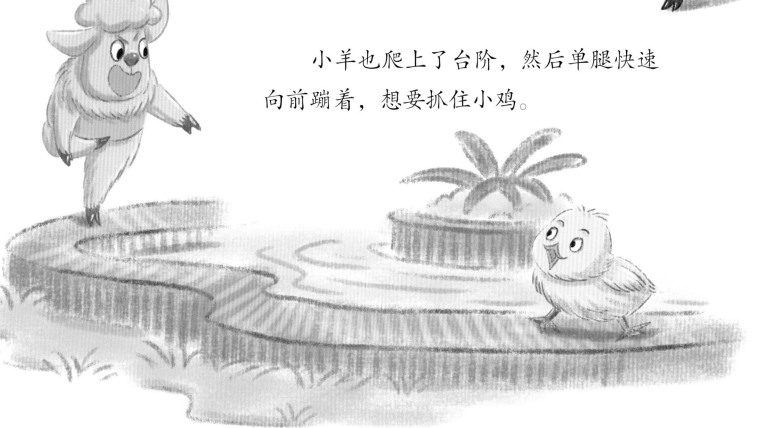

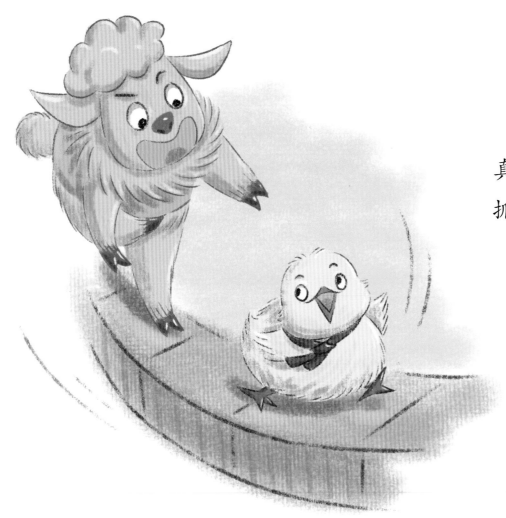

小羊单腿跳的功夫真是厉害，眼看着就要抓住小鸡了。

"哎呀……"小羊扑通一声掉进了景观池。原来那台阶太窄了，小羊单腿跳得太快，没有掌握好平衡，摔了下去。

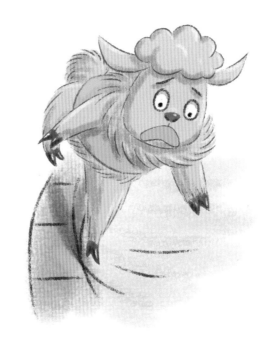

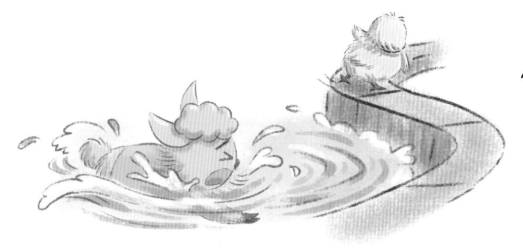

小鸡这时头也不回地跑远了。

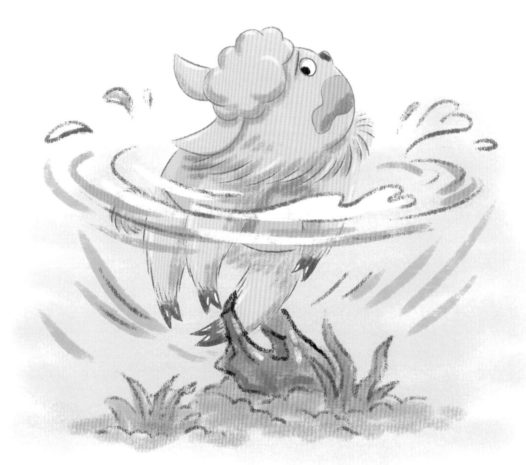

景观池里的水并不深，可是小羊的腿被池底的什么东西缠住了，
他怎么也爬不起来，还一个劲地往下沉……

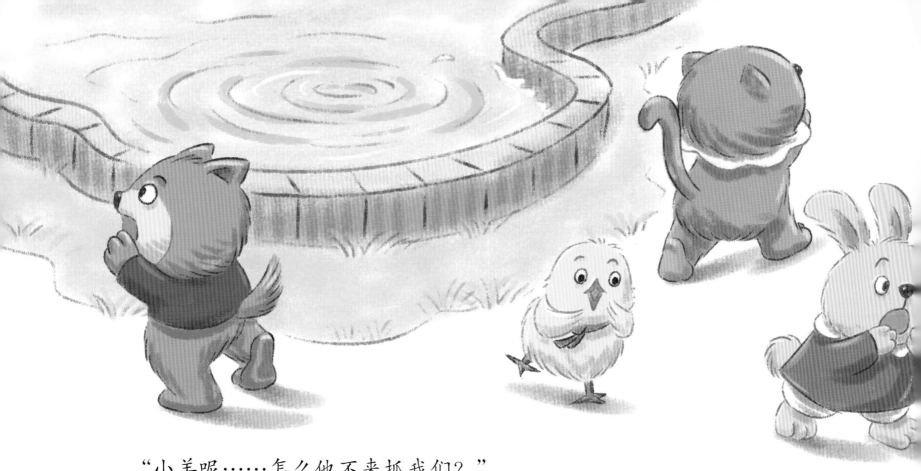

"小羊呢……怎么他不来抓我们？"

过了好一会儿，小伙伴们发现小羊不见了，在院子里寻找起来……

特别提示

藏在小区里的危险水域

小区的景观池是经常被人们忽视的危险水域。有些景观池旁边的防护台阶较矮，孩子们在旁边玩耍时，容易因为推搡而跌入水中；也有的孩子在无人看管的情况下，在台阶上跑跳，也容易摔入水中。景观池中看似水浅，但其底部可能有湿滑的苔藓或弃物，孩子们容易因滑到或被绊倒而溺水。因此在景观池旁玩耍时切不可太靠近水域，更不可以在水域旁推搡、跑跳；家长应该看护好孩子，确保孩子的安全。

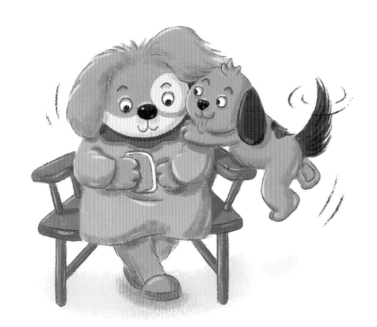

"妈妈，陪我玩一会儿嘛！"小黄狗向狗妈妈撒娇，想要妈妈陪他玩一会儿。

"自己去玩儿，妈妈今天也想休息。"狗妈妈看着手机头也不抬地说。

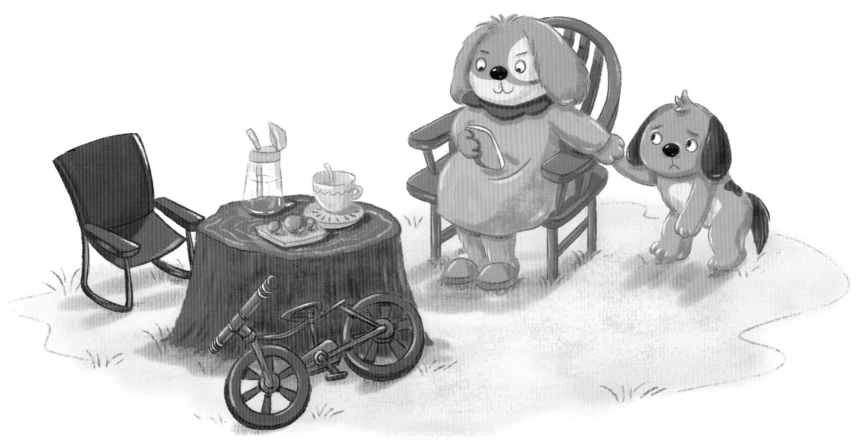

"妈妈……就一小会儿，你就陪我玩一小会儿行吗？"

"去去去，不是给你买了自行车吗？你自己骑一会儿车！"

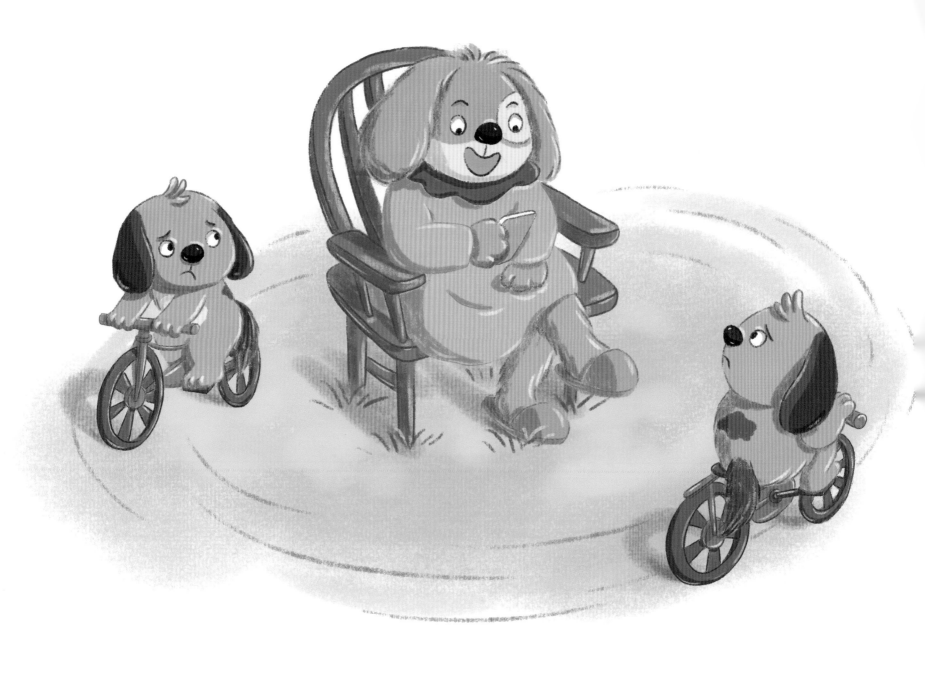

失望的小黄狗蔫蔫儿地骑上自行车，在妈妈身边转起了圈圈。

可是狗妈妈还是头也不抬，根本都不看他一眼。

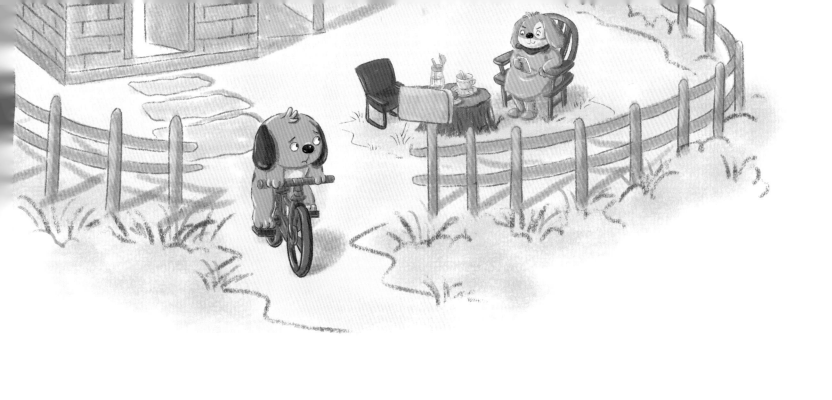

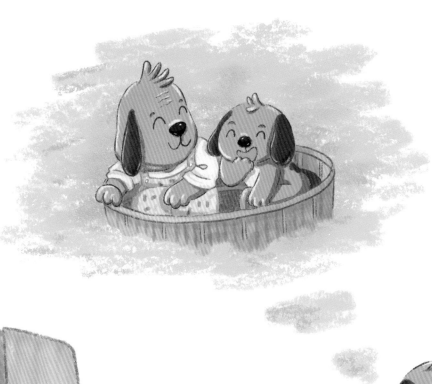

小黄狗蹬着自行车向家门口的小路骑去。

小路的尽头是一个小池塘，小黄狗记得外婆曾经在那里挖过菱角给他吃。

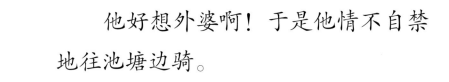

他好想外婆啊！于是他情不自禁地往池塘边骑。

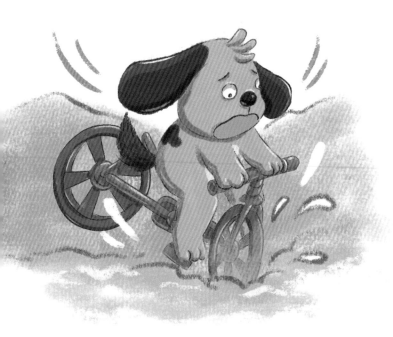

池塘边没有任何围挡，只有一个满是淤泥的小斜坡，小黄狗蹬着自行车着急地去找菱角，但自行车一靠近小斜坡就不听使唤了，一下滑到了池塘里。

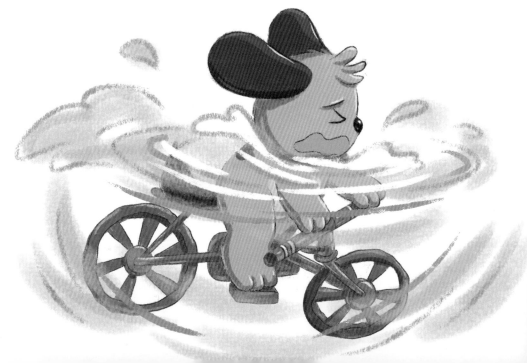

自行车很快就沉到了水底。

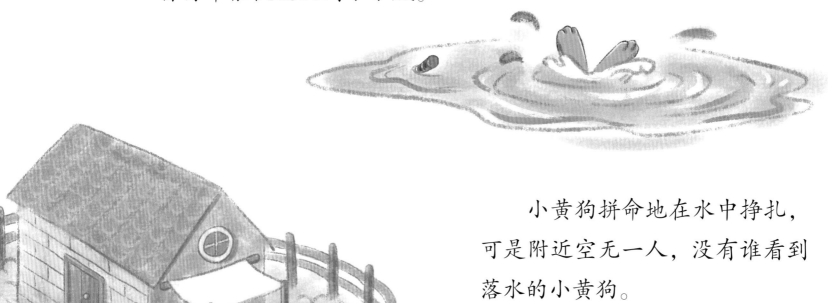

小黄狗拼命地在水中挣扎，可是附近空无一人，没有谁看到落水的小黄狗。

狗妈妈呢，还在屋门前边看手机，边晒太阳……

特别提示

家周围的"陷阱"

如果家周围有开放式的水域，比如池塘、沟渠、水库、工地积水坑等，要确定是否安装了有效的护栏；而且要避免孩子自行外出到水域边玩耍。家长要认真陪伴孩子，切不可自己沉迷于玩手机等，疏忽了对孩子的陪伴和照顾。

防溺水小知识

落水者如何自救?

在不慎落水后,首要任务是尽量保持冷静,避免恐慌。
如果水面上有漂浮物,应立即抓住它并大声呼救;若无
漂浮物,应尽量放松身体,采取仰卧姿势,确保头部或
口鼻露出水面,身体保持"大"字形。

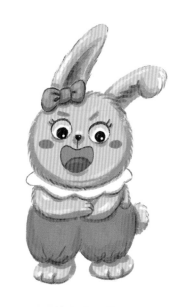

避免在水中剧烈挣扎或将双手高举,
这会加速下沉,不利于体力的保存。
当头部露出水面时,应尽量深吸空气。
一旦看到附近有人,应立即呼救并耐
心等待救援。

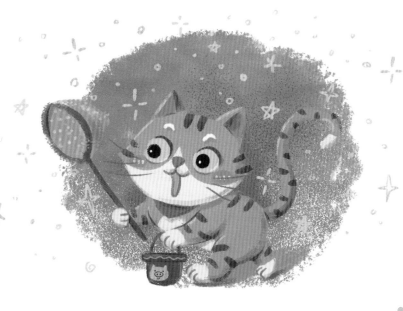

同伴落水，如何施救？

1. 遇到同伴落水，切勿贸然跳入水中施救，也不应尝试手拉手组成人链救援，这可能造成更大的危险。应立即大声呼喊，寻求附近成年人的帮助，并且迅速拨打紧急电话110、120、119，请求专业的救援。

2. 在确保自己安全的情况下，应寻找可用的救生设备，如救生圈或木板，将其抛向溺水者。如果使用竹竿、树枝等物品来帮助落水者，应采取趴在地上的姿势，以降低身体重心，防止在救援过程中被拖入水中。

3. 面对同伴落水的紧急情况，绝不能因恐慌而隐瞒不报，这可能导致救援的延误。一旦发现同伴落水，应立即报警并告知成年人，确保能够及时获得帮助，珍惜每一秒宝贵的救援时间。

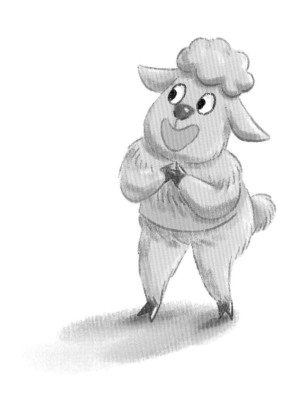

图书在版编目（CIP）数据

当心，别溺水了！ / 乐凡著；刘珈汐绘. --北京：电子工业出版社，2024.7

ISBN 978-7-121-47966-3

Ⅰ.①当… Ⅱ.①乐… ②刘… Ⅲ.①淹溺－安全教育－少儿读物 Ⅳ.①R649.3-49

中国国家版本馆CIP数据核字（2024）第107428号

责任编辑：董子晔

印　　刷：北京瑞禾彩色印刷有限公司
装　　订：北京瑞禾彩色印刷有限公司
出版发行：电子工业出版社
　　　　　北京市海淀区万寿路173信箱　邮编：100036
开　　本：889×1092　1/12　印张：3　字数：38.5千字
版　　次：2024年7月第1版
印　　次：2024年7月第1次印刷
定　　价：45.00元

凡所购买电子工业出版社图书有缺损问题，请向购买书店调换。若书店售缺，请与本社发行部联系，联系及邮购电话：（010）88254888，88258888。

质量投诉请发邮件至zlts@phei.com.cn，盗版侵权举报请发邮件至dbqq@phei.com.cn。

本书咨询联系方式：（010）88254161转1865，dongzy@phei.com.cn。